SOUVENIRS CLINIQUES

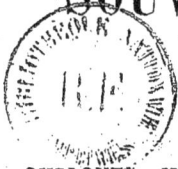

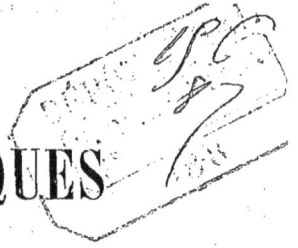

CONCERNANT

QUELQUES MALADIES OU INDISPOSITIONS HABITUELLES

QU'IL EST PARFOIS PRUDENT DE RESPECTER

PAR LE PROFESSEUR SIRUS-PIRONDI

Chirurgien consultant des hôpitaux
Correspondant national de l'Académie de médecine
et de la Société de Chirurgie

« Ægrescit medendo. »
VIRG., Æn.

MARSEILLE

TYPOGRAPHIE ET LITHOGRAPHIE BARLATIER-FEISSAT

Rue Venture, 19

—

1888

SOUVENIRS CLINIQUES

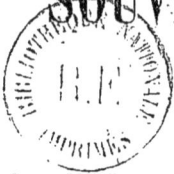

CONCERNANT

QUELQUES MALADIES OU INDISPOSITIONS HABITUELLES

QU'IL EST PARFOIS PRUDENT DE RESPECTER

PAR LE PROFESSEUR SIRUS-PIRONDI

Chirurgien consultant des hôpitaux
Correspondant national de l'Académie de médecine
et de la Société de Chirurgie

―――――

« Ægrescit medendo. »
VIRG., Æn.

―――――

MARSEILLE

TYPOGRAPHIE ET LITHOGRAPHIE BARLATIER-FEISSAT

Rue Venture, 19

—

1888

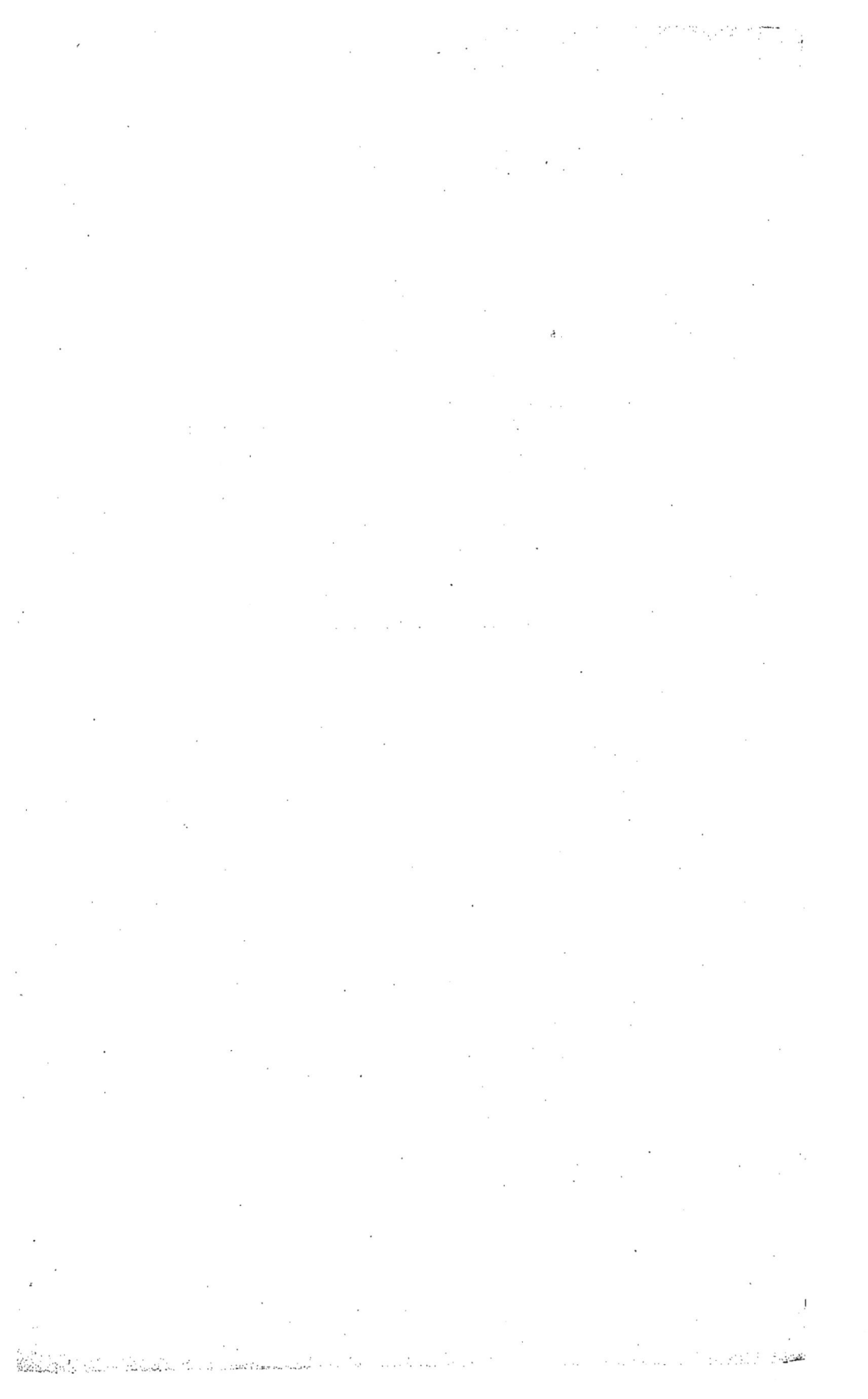

AVERTISSEMENT

Il y a déjà bon nombre d'années que le hasard me mit en possession d'un livre peu connu, et dont le titre me parut alors plus que bizarre : *Traité des maladies qu'il est dangereux de guérir*, par le Dr Dominique Raymond (Avignon 1757).

Ce titre dût en effet me surprendre, car si tout jeune médecin peut admettre, sans trop de difficulté, qu'on ne saurait guérir toutes les maladies, il comprendra plus difficilement qu'il puisse y avoir danger, pour certains malades, à se débarrasser des maux dont ils souffrent.

Cependant, à mesure que l'expérience arrive avec l'âge, on est forcément amené à plus de mesure dans l'emploi des médications radicales ; graduellement la junévile ardeur pour un traitement toujours actif, se calme; et si l'on est, hélas ! arrivé à l'époque où l'on peut s'appliquer, avec une variante qui en aggrave l'expression (1) le vers que Dante a placé en tête de son immortel poëme, le livre de Raymond revient à la mémoire,

(1) Nel mezzo del cammin di nostra vita.
   Sulla fin.....

on le relit avec attention, on le trouve beaucoup moins *bizarre* qu'au début de la pratique
médicale, et on finit même par se dire que ce
vieux praticien était dans le vrai, en tenant
compte bien entendu des progrès de la science
et de l'art depuis plus d'un siècle.

Comme conséquence de ce préambule, j'ai
pensé que le récit de quelques uns des faits
observés dans ma longue carrière et relatifs
à cette sérieuse question, ne serait pas inutile à
nos jeunes confrères surtout, et je me décide à
apporter un petit contingent à l'appui des idées
émises par Raymond en 1757 et confirmées,
plus tard, par Sydenham lui-même tout particulièrement opposé à toute tentative de guérison de la goutte.

Qu'on me permette seulement d'ajouter qu'ici
je raconte sans nulle prétention d'enseigner.

I

En avançant dans l'étude de l'anatomie et de la physiologie, si l'on réfléchit à la facilité avec laquelle le *moindre grain de sable* peut entraver momentanément — lorsqu'il n'arrête pas pour toujours — le fonctionnement d'un organisme aussi compliqué et aussi délicat que le nôtre, on s'étonne que le rouage de la machine humaine ne soit pas plus souvent dérangé. Et l'étonnement augmente lorsque la pratique de la médecine nous conduit à reconnaître que dans *ce rouage* il y a trop souvent *une pièce moins bonne, moins solide* que les autres ; ce qui a fait dire que chacun, en naissant, apporte son *tendon d'Achille*, au propre comme au figuré.

Cette pièce en défaut, cet écart à la normale, présidera tôt ou tard à la production de cette diathèse, prédisposition ou susceptibilité morbide — peu importe le nom — qui se manifestera, à un moment donné, par la goutte, le rhumatisme, les dartres, la scrofule, la tuberculose ou autres symptômes sérieux ; et nous trouvant, nous médecins, dans l'impossibilité de changer la pièce en défaut, il s'agit de faciliter malgré tout son fonctionnement et d'empêcher aussi longtemps que possible, qu'elle ne se détériore complètement.

Or, dans notre organisme, comme ailleurs, il est

permis de constater souvent les effets du système des compensations ; et si la nature, qui n'est pas une marâtre, a trouvé et trouve parfois moyen de ménager un organe faible en imposant un surcroît de travail à celui qui est en bon état, ou, pour parler plus claire-ment, si par une utile dérivation ou révulsion la nature se charge d'éloigner d'un organe important, toujours exposé, une congestion, par exemple, qui serait fatale, le médecin doit seconder les efforts de la nature et résister aux doléances d'un malade qui, pour se débarrasser d'une indisposition, voire même d'une infirmité qui ne saurait compromettre son existence, s'exposera indubitablement à une issue fatale s'il renonce à ce qui est pour lui une vraie soupape de sûreté.

A cette manière de voir les exemples suivants n'ap-portent pas un argument négligeable.

II.

La goutte.

OBS. I. — Un homme des plus honorables, occupant une haute position commerciale dans une de nos grandes villes de commerce, était parvenu à l'âge de 62 ans sans avoir souffert d'autres maladies ou indis-positions sérieuses, que des accès de goutte qui le pre-naient régulièrement et, pour ainsi dire, à heure fixe, deux fois par an.

Ces accès s'attaquaient le plus souvent au poignet gauche, rarement au coude du même côté, parfois aussi au gros orteil du pied gauche ; ne changeaient jamais de place, duraient en moyenne de vingt à trente jours, accompagnés de douleurs généralement tolérables et mitigés par l'usage des sédatifs locaux communément employés. Au total, deux mois de douleurs pas trop aiguës et dix mois d'une santé parfaite.

Ces dix mois de bien être n'offrant pas une fiche de consolation suffisante à M. X. qui, à part l'ennui de ne pouvoir s'occuper d'affaires pendant une cinquantaine de jours dans l'année, se trouvait plus ennuyé encore de se priver, pendant ce même laps de temps, des satisfactions que procure la fortune, il voulut suivre le conseil imprudemment donné de se soumettre à un traitement hydrothérapique complet et des plus actifs.

Pendant plus de deux années consécutives, il fut complètement délivré de ses accès de goutte, et inutile peut-être d'ajouter ici s'il se fit faute, le brave homme, de narguer le médecin qui s'était opposé de toutes ses forces à un pareil essai. Mais sa satisfaction ne fut malheureusement pas de longue durée : une lésion des deux rétines, incurable dès le début, fut bientôt suivie de ramollissement cérébral, et M. X. a succombé à un âge qui lui promettait encore plusieurs années d'une heureuse existence.

OBSER. II. Un aimable et sympathique fonctionnaire, atteint de goutte héréditaire, souffrait une fois l'an de violentes douleurs, tantôt aux pieds, tantôt aux coudes, rarement aux poignets — plus souvent à

gauche qu'à droite — et ces accès n'avaient jamais eu
plus d'un mois de durée.

C'est à l'âge de 35 ans que M.... avait eu la première atteinte de goutte; il en avait 50 lorsque je l'ai
connu, et il n'avait jamais éprouvé de déplacement
soudain, lorsque l'accès se fixait du premier coup, au
pied ou ailleurs ; et, à part ce mois de souffrances,
santé générale excellente.

Je ne sais quel est le médicament qu'il appelait
héroïque, grâce auquel il put se trouver débarrassé
de ses accès de goutte pendant quelque temps, —
trois années, au dire de la famille — mais tout-à-coup
un infarctus cérébral le rendit hemiplégique, et
peu de mois après il succombait à une dernière
hémorrhagie.

OBSER. III. Un homme jeune encore et paraissant
doué d'une excellente constitution, se trouvait cependant sous l'influence d'une goutte héréditaire, et souffrait assez souvent de vives douleurs aux pouces et
aux orteils, rarement aux genoux.

Jeune encore, ai-je dit, et par cela-même peu dis-
posé à subir patiemment *cette servitude morbide*,
ainsi qu'il l'appelait, c'est encore à un traitement
hydrothérapique complet et énergique qu'il fit appel.

Pendant quelques années des bronchites fréquentes,
voire même de forts catarrhes, ont remplacé les accès
de goutte ; mais bronchites et catarrhes cessant tout
à coup, ont été bientôt suivis d'une double lésion
rétinienne avec perte complète de la vue.

Avec ces trois faits directement observés je pour-

rais en rappeler d'autres non moins probants assurément et que je tiens pour très-exacts, mais que je n'ai
pas vus de près.

III

Hémorrhoïdes.

A l'époque où Rognetta proposa d'emporter les
hémorrhoïdes avec une pince porte-caustique de son
invention, instrument fort ingénieux du reste, on se
livrait modérément encore à cette opération. Mais
depuis que Chassagnac, de regrettée mémoire, a enri-
chi l'arsenal chirurgical de son écraseur linéaire, il est
permis d'affirmer qu'on a quelque peu abusé de l'exci-
sion des tumeurs hémorrhoïdaires.

Il en est, soit dit en passant, et dans un autre ordre
d'idées, des hémorrhoïdes comme des fistules à l'anus.
On a, à ce sujet, critiqué souvent la vieille médecine
et ceux qui en ont adopté les traditions jusqu'aux
temps modernes ; et par cela seul qu'on ne pouvait
pas s'expliquer facilement pourquoi la présence d'une
fistule anale pouvait, temporairement au moins,
enrayer l'évolution d'une phthysie à son début, on
trouvait étrange qu'on refusât de délivrer les malades
de leur fistule, sans s'être assurés, au préalable, de
l'intégrité de leurs fonctions pulmonaires.

Cependant, de nos jours, la précaution n'étonne
plus les chirurgiens expérimentés, et sauf circon-

2

stances exceptionnelles. on s'abstient de toute intervention radicale si l'auscultation ne fournit pas des
signes complètement négatifs

De même pour les hémorrhoïdes. Les accidents trop
souvent observés après leur ablation, commandent
d'y refléchir mûrement, avant d'avoir recours à l'écraseur linéaire, ou au procédé beaucoup plus simple et
généralement employé aujourd'hui : la ligature élas-
tique.

S'il y a, en effet, des tumeurs hémorrhoïdaires dont
l'ulcération, ou l'induration, ou la menace de dégénérescence, peuvent réclamer une prompte opération, il
en est un plus grand nombre qui, selon l'expression
des anciens, doivent être respectées comme *émonctoire
salutaire*, alors même qu'elles donnent lieu à des
hémorrhagies considérables, si ces hémorrhagies ne
sont pas hors de proportion avec le tempérament de la
personne qui en est atteinte, et si les forces peuvent
être facilement réparées par une bonne alimentation.

Il ne saurait être question ici des hémorrhagies
hémorroïdaires , *complémentaires* ou *supplémentaires*, chez les femmes à menstruation incomplète.

Mais chez la femme âgée, ayant dépassé l'âge cri-
tique, et chez l'homme à tout âge, lorsque des hémorrhoïdes paraissent et fournissent des hémorrhagies,
rares ou fréquentes, produisant toujours des pertes
sanguines assez modérées, ou si l'on veut, de nature
à ne porter aucune atteinte sérieuse aux principales
fonctions de la vie et à l'état général des forces,
la prudence veut qu'on s'en tienne à un traitement
palliatif, car ces hémorrhagies maintiennent l'équilibre

circulatoire, et peuvent détourner des congestions viscérales.

Nous fournirons en preuve les exemples suivants.

OBS. IV. — M., âgé de 55 ans, d'une constitution délicate, ayant abusé de la parole et d'un travail sédentaire, me demande mon avis à l'occasion de deux grosses tumeurs hémorrhoïdaires qui le font beaucoup souffrir quand il marche et surtout quand il va à la selle, étant habituellement constipé, comme la plupart des personnes tenues à une vie sédentaire. On lui avait parlé de la facilité avec laquelle on enlevait ces tumeurs *sans instrument tranchant*, et il tenait à être opéré le plus tôt possible.

En l'absence de toute contre-indication formelle fournie par l'examen assez sévère pourtant des principaux organes thoraciques et abdominaux, je cédai aux instances de M.... et l'opération ne donna lieu à aucun incident notable ; mais l'opéré succombait deux ans après à une bronchite catharrale rebelle à tous les moyens indiqués en pareil cas et employés avec persévérance, y compris ceux que l'on considère aptes à ramener des varices rectales.

On objectera peut-être que la même maladie, avec la même terminaison, aurait apparu sans l'opération. C'est possible; mais cette hypothèse ne diminue nullement mes regrets. Et lorsqu'un an après l'ablation des hémorrhoïdes de M...., un de ses proches parents sollicita une opération de ce genre, et insistait d'autant plus que, tout en *étant fortement bâti, il ne voulait pas*, disait-il, *se laisser affaiblir par des pertes de sang*

*ordinairement précédées par des violents maux de
tête,* je refusai de l'opérer. On fut ailleurs plus hardi;
mais deux épanchements cérébraux, dont le second
promptement mortel, ont été, selon toute probabilité,
la triste conséquence de l'opération. Et l'observation
suivante corrobore cette opinion.

Obs. V. — Une dame âgée de 61 ans a traversé sans
encombre la ménopause à l'âge de 49 ans. Elle a toujours joui d'une excellente santé, sauf d'assez fréquentes céphalées apyrétiques, assez légères d'abord
et qui augmentèrent d'intensité à mesure qu'elle prit
de l'embonpoint.

Habituellement très constipée, elle s'aperçut de la
présence d'hémorrhoïdes fluentes cinq ou six ans
après la cessation des règles. Le paquet hémorrhoïdaire sortait chaque fois qu'elle allait à la selle, et
quoique la perte de sang fut toujours modérée, elle
était cependant suivie d'un changement favorable sous
le rapport de l'intensité et de la fréquence des céphalées.

Toutefois, se trouvant de plus en plus *agacée,* selon
son expression, par la présence et les incessants
déplacements de la tumeur anale, fatiguée aussi du
refus que nous opposions à toute demande d'intervention chirurgicale, cette dame finit par trouver un opé-
rateur, très habile d'ailleurs, pendant un voyage aux
eaux. Elle fut parfaitement délivrée de la gêne hémorrhoïdaire; mais peu de temps après l'opération, elle
s'est trouvée complètement paralysée, d'abord du
côté droit, et l'hémiplégie a été promptement suivie
d'une paralysie à peu près complète.

Ce ne sont pas là assurément des motifs suffisants pour renoncer toujours et quand même à l'ablation des hémorrhoïdes ; mais ils peuvent suffire à ralentir le zèle des trop chauds partisans de l'intervention chirurgicale.

Et il n'est pas inutile de répéter ici que même la suppression *spontanée* des hémorrhoïdes, indépendante, par conséquent, de toute intervention chirurgicale, a souvent été suivie d'accidents aussi dangereux que ceux que nous venons de signaler, et on en a fourni un regrettable exemple dans un récent travail sur les hémorrhagies dites supplémentaires (1).

Aussi longtemps que l'hémorrhagie rectale habituelle a été parfois *suppléée* par des hémoptysies, l'état d'un avocat de valeur et très apprécié dans notre ville a pu être grave à un moment donné, mais il y a eu retour à la santé. Du jour où après avoir trop longtemps négligé le rappel du flux rectal, la voie pulmonaire elle-même a cessé d'être ouverte au molimen hémorrhagique ordinaire, c'est au cerveau que le sang s'est porté, et un épanchement intracrânien a détruit une utile existence en quelques heures.

IV.

Migraine.

Ce n'est pas sans hésitation que je me décide, en ce moment, à émettre mon opinion sur l'opportunité du

(1) *Quelques considérations sur les hémorrhagies dites supplémentaires*, par MM. Sirus-Pirondi et C. Oddo. — *Marseille Médical*, page 129, an. 1887.

traitement de la migraine, car l'heure actuelle semble fort mal choisie pour soutenir l'abstention.

Je viens, en effet, de lire le remarquable travail sur la *migraine*, couronné par l'Académie de Médecine, et dû à la plume d'un savant médecin, chez lequel la science est doublée de beaucoup d'esprit (¹).

Dans cette monographie vraiment complète, le traitement y est exposé de main de maître, et l'auteur conclut avec Gubler et Bordier « que si le succès ne couronne pas toujours un effort méritoire, le médecin, « suffisamment éclairé, sur les causes, sur la nature, « sur l'action thérapeutique du médicament qu'il « aura décidé d'employer, aura au moins la satis- « faction de soulager le malade si on ne peut le « guérir. »

Cette lecture était à peine achevée que du haut de la tribune académique, un de ses orateurs les plus appréciés M. le professeur Germain Sée (²) faisait valoir, avec son talent ordinaire, l'action salutaire de l'antipyrine contre les maux de tête (céphalée, migraine et névralgies faciales) administrée intérieurement à la dose de *deux* ou *trois* grammes par jour, ou en injections hypodermiques, dans une solution acqueuse à parties égales, mais avec addition d'un centigramme de cocaïne — pour supprimer les douleurs que ces injections produisent — ou bien dans une solution *au tiers seulement*, c'est-à-dire sans

(1) *La Migraine*, par le docteur L. Thomas. — Paris, 1887, chez de Delahaye et Lecrosnier.

(2) Voyez *Bulletin de l'Académie de Médecine de Paris*, 1887, n° 34, page 258.

cocaïne ; injections qui, à cette dose, ne sont suivies d'aucune souffrance.

Notre distingué collègue ne s'est pas contenté de préciser l'action essentiellement *inhibitoire* de l'anti-pyrine dans le traitement des manifestations mor-bides sus-indiquées, mais il a profité, avec raison, de l'occasion qui lui était offerte pour dire son avis — à propos des céphalées — sur le surmenage des enfants, et pour combattre *la grande préoccupation moderne de faire revivre les influences diathésiques.*

Au sujet du surmenage scolaire, je me permettrai à mon tour de laisser momentanément de côté la question qui m'occupe pour dire, en passant, que les idées si clairement exprimées par le professeur G. Sée sont aussi justes qu'indiscutables, si je m'en rapporte à tout ce que j'ai constaté dans ma longue carrière, en présence d'enfants malades par suite d'un ensemble de causes qui sont plus particulièrement justiciables de l'hygiène publique.

Signalons entr'autres 1° l'agglomération des élèves dans des espaces restreints, insuffisamment aérés, trop ou mal éclairés ; 2° le régime alimentaire insuffisant ou imparfait et nullement approprié à la nature du climat ; car il est peu logique que dans les établisse-ments publics, le régime soit à peu près le même dans les départements du Nord que dans ceux du Midi ; 3° négligence dans le degré de température réclamée par des poumons en plein développement ; 4° et applica-tion peu mesurée d'une gymnastique plus apte à former des acrobates qu'à développer utilement et graduelle-ment le système musculaire. Et encore faudrait-il

tenir compte, dans ces exercices excessifs et inutilement exagérés, des accidents auxquels ils exposent
trop souvent les jeunes enfants ; et je n'hésite pas à en
citer un triste exemple :

OBS. VI. — Une jeune fille espagnole appartenant à
une famille des plus honorables d'Andalousie, habitant
provisoirement Marseille —pour fuir le triste spectacle
des émeutes et des mouvements révolutionnaires qui
désolaient alors l'Espagne — avait été mise en pension
dans un établissement hors du département des Bou-
ches-du-Rhône, très recommandable sans doute, mais
ayant le défaut d'accorder trop de temps et trop d'importance aux exercices gymnastiques.

Cette jeune fille, âgée de seize ans et d'une rare
beauté, tomba pendant un de ces exercices — celui dit
du trapèze — et frappa de la tête sur un terrain probablement peu garni de sable.

De fréquents maux de tête et une grande pâleur attri-
bués à tout autre cause qu'à la chute complètement
ignorée alors par les parents — qui apprirent cet accident beaucoup trop tard, — fixaient mon attention
chaque fois que cette enfant venait passer quelques
jours de vacances au milieu de sa famille; mais on ne
voulut jamais prêter une sérieuse attention aux inves-
tigations auxquelles je croyais convenable qu'on se
livrât.

Bref, sept mois après la chute, pendant les vacances
de Noël, je fus mandé en toute hâte, à onze heures
du soir, auprès de cette jeune fille qui avait perdu
complètement connaissance au moment de se coucher.

Tous les symptômes d'une lésion cérébrale *irrémédiable* étant évidents, j'exigeai que notre regretté maître le docteur Cauvière vint au moins constater l'inutilité d'une intervention médicale.

Il arriva en effet sans retard ; mais pour assister au décès de cette pauvre enfant ; et une autorisation donnée avec peine sans doute mais dans un but utile par rapport à d'autres enfants de la même famille, nous permit, 38 heures après le décès, de trouver un énorme abcès intra-crânien siégeant au niveau de la région sur laquelle la chute avait porté.

Obs. VII. — Il n'y a pas lieu du reste de s'étonner du laps de temps qui s'est écoulé depuis l'accident jusqu'au décès. Parmi des faits analogues au précédent, on peut citer celui du fils d'un général mort glorieusement au siége de St-Jean d'Acre ; c'était un intelligent et brillant jeune homme qui n'avait pas atteint sa 28° année et qui succomba subitement à un abcès intra-crânien un an, jour pour jour, après une chute de tilbury, en traversant la place de la Concorde.

Et l'on peut rappeler encore la perte d'une grande cantatrice arrêtée au milieu d'une carrière artistique des plus brillantes, par suite également d'un abcès intra-crânien survenu plusieurs mois après une chute de cheval au milieu d'Hyde-Park.

Mais revenons à la communication du professeur G. Sée. On doit assurément se réjouir de la nouvelle conquête thérapeutique qu'il a si magistralement caractérisée et qui vient grossir le nombre des travaux dus à ses incessantes recherches cliniques.

3

Mais, à mon très grand regret, je ne puis partager son avis contre la doctrine diathésique au moment même où un de ses savants collègues, le professeur Verneuil, travaille avec grand succès à établir l'irrécusable influence des diathèses sur les lésions chirurgicales. Je crois même avoir fourni, depuis longtemps (1), de nombreux faits à l'appui d'idées sur lesquelles ma conviction est faite et bien complète.

Au surplus, il y a peut-être moins de divergence qu'on ne le suppose entre les adversaires et les partisans des diathèses. Les uns et les autres admettent l'hérédité morbide. Mais qu'est donc l'hérédité ? Ne dépend-t-elle pas d'un développement particulier, souvent incomplet, anormal, en un mot *vicié*, d'une ou de diverses parties de l'organisme, vice transmis des ascendans aux descendans par celui qui féconde le germe ou par celle qui lui fournit le moule ?

Et en supposant même que les ascendans aient fourni au germe un organisme normal, est-ce que plus tard et par suite de circonstances difficilement appréciables pendant l'évolution de l'organisme, il ne pourra pas y avoir de ces arrêts de développement, de ces vices de nutrition générale, pouvant compromettre à un moment donné la régularité du fonctionnement général, et exercer une influence spéciale sur telle ou telle manifestation morbide localisée ?

Chez les personnes sujettes à la goutte, au rhuma-

(1) V. *De la Tumeur blanche du genou*, etc., 2ᵐᵉ édit., Paris, 1836.

tisme, aux coliques néphrétiques ou hépatiques et aux eczémas, quel est le point saillant et commun fourni par l'analyse de leur urine ?

C'est la présence d'un notable excès d'acide urique. On a donc pu en conclure avec raison que les goutteux, les rhumatisants, les graveleux étaient sous l'influence d'une diathèse urique ; c'est-à-dire sous la menace incessante du fonctionnement anormal d'un ou de plusieurs organes atteints, si je puis ainsi dire, d'un *vice de nutrition*, vice qui pourra sans doute être *amoindri* par l'usage des alcalins et d'un régime particulier, mais jamais *guéri*, comme l'a d'ailleurs excellemment dit le professeur G. Sée, lui-même. Et que l'on me permette ici une comparaison vulgaire : à quoi peut donc servir le changement des provisions alimentaires, si on ne peut pas changer de cuisinier ?

Et ce qui prouve encore que les maladies que nous venons de nommer sont sous la dépendance d'une même cause, qui n'est peut-être pas unique mais assurément la principale, c'est qu'elles se remplacent réciproquement et qu'il peut y avoir des substitutions dangereuses ; d'où l'utilité de *respecter* ces manifestations diathésiques lorsqu'elles se présentent régulièrement avec une bénignité relative.

Il faut assurément accepter avec reconnaissance le moyen proposé par M. le professeur G. Sée et ceux que nous propose encore M. Dujardin-Beaumetz ([1]) pour combattre l'élément douleur, mais à la condition

(1) Voy. *Bulletin de l'Académie de Médecine de Paris*, 1887, n° 35, page 306.

toutefois qu'en diminuant sensiblement les souffrances du malade, on ne l'exposera pas à une dangereuse métastase de la maladie. Et la question *migraine* nous fournit précisément de regrettables exemples à l'appui de cette réserve.

OBS. VIII. — M..... souffrait depuis l'âge de 25 ans de fortes migraines, qui l'obligeaient en plein été à se procurer quelque soulagement en se tenant des heures entières en face d'un feu bien nourri. L'accès durait, en moyenne, 24 heures, revenait assez régulièrement tous les quinze ou dix-huit jours, et il n'y avait pas lieu de se réjouir quand il faisait défaut, attendu que la migraine était alors remplacée par une poussée d'eczéma humide, attaquant plus particulièrement le cuir chevelu, le scrotum et le pli de l'aine.

La mère de M.... ayant succombé à une dégénérescence squirrheuse du foie, j'avais toujours et inutilement conseillé un traitement et un régime *modérateurs*, aptes à diminuer les souffrances du malade sans viser à une guérison radicale. Mais ces conseils prudents ne furent jamais suivis avec quelque exactitude et persévérance. En été on se rendait à toutes les sources thermales réputées propres à combattre l'eczéma, et en hiver on se soumettait à des médications passablement violentes pour se débarrasser de la migraine.

Pendant près de deux années M.... a pu se croire délivré de ses maux de tête, et de tous les ennuis inhérents à l'eczéma humide ; malheureusement *le feu couvait sous la cendre*, et une lésion incurable du col vésical a emporté le malade à un âge encore peu avancé.

Je prévois ici l'objection tirée d'un aphorisme d'Hippocrate : *inter duobus doloribus simul obortis, non eádem tamen in parte, vehementior obscurat minorem* (¹), et l'eczéma et la migraine n'auraient disparu que par suite d'un travail morbide bien autrement grave, commencé ailleurs. C'est encore possible. Mais il est permis de dire que si pendant plus de 30 ans, la santé de M... s'est maintenue dans une moyenne acceptable malgré les alternatives de migraine et d'eczéma, rien ne prouve que cet état n'eût été prolongé pour plusieurs années encore si l'on n'avait pas trop fait pour supprimer les douleurs de tête et le suintement cutané.

Obs. IX. Mlle N. N., de bonne constitution, tempérament nerveux, ascendans maternels généralement goutteux, a été réglée très régulièrement dès l'âge de quinze ans ; mais à partir de sa vingtième année elle a été sujette à de violents accès de migraine, d'une durée moyenne de vingt-quatre heures et revenant périodiquement une fois par mois, huit ou dix jours après l'époque cataméniale.

De légers laxatifs fréquemment renouvelés, l'emploi du valérianate de quinine ou du citrate de caféine, à l'approche des accès, et quelques rares injections hypodermiques de castoréum pendant la violence des douleurs, amendèrent d'abord et finirent par supprimer ces accès durant vingt-six mois, bien

(1) Sect. II, Aphor. 46.

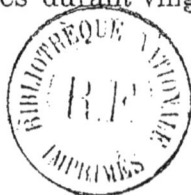

comptés. Mais, au grand désappointement de tous, un violent rhumatisme général surgit du jour au lendemain sans cause appréciable et persista pendant plusieurs semaines, surtout aux deux genoux.

Cette première manifestation rhumatismale eût lieu au commencement de la saison froide, et se reproduisit trois années de suite, au début ou à la fin de l'hiver.

Deux saisons aux eaux de La Malou, sous la direction de M. le docteur Privat, ont eu raison du rhumatisme, mais probablement en facilitant le retour des migraines, dont les accès ont reparu avec leurs régularité, périodicité et violence primitives.

Depuis cette réapparition, *absence complète des douleurs rhumatismales ;* et attendu que cet état de choses persiste depuis plusieurs années sans le moindre changement — ainsi que j'ai pu le vérifier tout dernièrement encore — il est permis de supposer que la *substitution* signalée n'est pas due au hasard.

Je pourrais citer deux autres faits analogues aux précédents, mais je crois préférable de rappeler, en la résumant, l'observation si probante en pareille matière qui nous a été léguée par Trousseau dans son incomparable clinique de l'Hôtel-Dieu.

« J'étais, dit-il, lié d'amitié avec un major
« anglais, qui depuis longtemps était sujet à des
« migraines revenant avec une telle périodicité de
« deux mercredi l'un, qu'il savait à une heure près
« quand il allait être pris ; et chose plus extraordinaire
« encore, il pouvait dire quand elles finiraient. »

Régulières dans leur marche et dans leur durée,

qui ne dépassait pas quelques heures, ces attaques laissaient ensuite le major en parfait état de santé.

Sollicité avec insistance pour une intervention active, Trousseau conseille l'usage des pilules écossaises à haute dose.

« Sous l'influence de ce purgatif végétal, les atta-
« ques de migraine perdirent leur périodicité ; mais la
« santé de mon client fut loin de s'en trouver mieux.
« Auparavant, aux accès finis succédait un état de
« bien être contrastant singulièrement avec le malaise
« qu'il éprouvait quand ils étaient près de venir. »

Et Trousseau ajoute ici, qu'il en était pour ce malade comme pour tous ceux qui sont sous l'empire d'une *diathèse* goutteuse ou hémorrhoïdaire ; leurs attaques sont précédées de malaises indéfinissables, et suivis d'un tel soulagement « qu'il est en vérité « permis de considérer ces crises comme des maux « nécessaires ! »

Le major s'étant installé à Fontainebleau pendant la belle saison, fut subitement atteint d'un accès de goutte aiguë et bien franc au pied droit. Trousseau fut mandé en toute hâte, et avoue, avec franchise et bonne foi, que sous l'influence des doctrines de Brous-sais, alors en pleine vigueur, il eût recours à un traitement antiphlogistique dont une application de sangsues forma la base.

« L'arthrite céda, mais à dater de ce jour le malade
« perdit la belle santé qu'il avait autrefois. Une se-
« conde attaque fut une attaque de goutte molle,
« atonique, et non-seulement la santé générale fut
« altérée, mais encore le moral, l'intelligence furent

« affectées d'une façon déplorable. Le major n'eût plus
« sa vivacité d'esprit, sa gaité habituelle ; il devint
« lourd, maussade, ennuyeux ; enfin, il eût une atta-
« que d'apoplexie, et deux ans après il succomba
« emporté par une seconde attaque. »

Inutile de se demander si Trousseau se méfia désor-
mais de la guérison des migraines, déjà combattue
par Broussais qui en exagérait même les dangers, lui
si peu tendre pour les idées anciennes. Mais il con-
vient de citer ici l'opinion émise à ce sujet par *un
jeune*, dans son important *Traité des maladies du
système nerveux*, ouvrage classique qui est aujour-
d'hui dans toutes les mains,

« Je ne serais pas étonné, dit M. le professeur Gras-
« set, qu'avec un peu de pratique et après avoir vu
« quelques migraineux, on arrivât à ne rien prescrire
« du tout pendant l'accès, pour combattre l'accès lui-
« même » ; et il estime que le repos et la tranquillité
sont plus utiles aux patients que les fatigues oc-
casionnées par des questions et des remèdes inutiles.

La réflexion est sage et utile à retenir ; d'autant plus
qu'il ne s'agit pas de condamner les *migraineux* à
une médecine purement expectante, mais à une médication *inoffensive*.

V.

Coryza à répétition.

Il s'agit ici de l'inflammation catarrhale franche
de la membrane muqueuse des fosses nasales, et

nullement de la *maladie de foin* ou *asthme d'été*, où le catarrhe nasal n'est qu'*une* des manifestations morbides de cette singulière affection saisonnière — et pas la première en date — attendu que la maladie de foin débute ordinairement par une conjonctivite, ce qui est l'inverse de ce que l'on observe dans le véritable coryza.

Au début de ma carrière médicale je fus surpris d'entendre dire par un vieux praticien rhumatisant : « que ne puis-je me procurer un bon rhume de cer- « veau ? ».

Je me suis expliqué plus tard ce souhait singulier, en constatant auprès de personnes périodiquement atteintes de douleurs rhmatismales pendant l'hiver, qu'elles étaient exemptes de leur rhumatisme habituel chaque fois qu'un écoulement catarrhal notable était fourni par la muqueuse nasale.

Et voici le premier fait qui fixa mon attention.

OBS. X : Je fus appelé à donner des soins à une dame âgée de 50 ans, atteinte d'hydarthrose du genou droit, consécutive à un rhumatisme ordinairement erratique, mais qui cette fois s'était fixé sur le genou. Cette dame avait l'habitude de se rendre tous les ans aux eaux d'Aix (Savoie) pour combattre cette tendance constitutionnelle aux rhumatismes, et visait à s'en débarrasser complètement si c'était possible.

Après la dernière saison passée à Aix, elle éprouva de très vives douleurs au genou suivies d'un épanchement considérable ; et attendu que le vieil adage : *post hoc ergo propter hoc* n'est pas près de clore son règne, elle· accusa bien à tort assurément les eaux d'Aix de *ce méfait* et ne voulut plus retourner en Savoie.

On était assez inquiet autour d'elle à l'approche de l'hiver, lorsqu'elle fut prise dès les premiers froids d'un coryza des plus violents, qui dura sans interruption depuis la fin novembre jusqu'à la fin janvier, avec des alternatives de diminution ou d'augmentation dans la quantité de mucosité rendues par le nez. Et en revanche, absence complète de douleurs rhumatismales.

Pendant plus d'une dizaine d'années que cette dame a encore vécu, chaque hiver le coryza faisait son apparition et ne quittait la place qu'au bout de sept à huit semaines au moins ; mais plus de rhumatismes ni d'épanchement articulaire. Elle a succombé à l'âge de 63 ans par suite de pneumonie infectieuse.

Tout en me rappelant, à cette occasion, le souhait du vieux patricien, j'avoue que je n'accordais pas à ce fait toute l'importance voulue. A cette époque là on ne s'occupait guère encore des ophthalmies et des uréthrites rhumatismales, et l'attention des patriciens était plus particulièrement portée vers les complications bien autrement graves du rhumatisme atteignant les enveloppes cardiaques.

Cependant quelques nouveaux cas de coryza *prolongé* ou à répétition se substituant à un rhumatisme habituel, s'étant offerts à mon observation, le doute ne m'était plus permis sur la réalité et l'utilité de cette substitution, et la dernière preuve irrécusable m'a été fournie par un sujet de mon intimité.

Obs. XI : Homme assez vigoureux, ayant atteint la

56ᵉ année sans autres maladies que de légères bronchites et une broncho-pneumonie qui présenta une certaine gravité.

A cet âge, et par suite d'un refroidissement prolongé à l'air froid et humide, apparition d'un rhumatisme articulaire aigu, qui n'a cessé qu'au bout de sept semaines après avoir successivement atteint toutes les articulations, sans en épargner une seule, y compris celles du cou. Et la maladie fut assez grave pour inspirer pendant plusieurs jours beaucoup d'inquiétude.

Depuis vingt ans, tout changement atmosphérique un peu prononcé est d'avance et subitement annoncé, en toutes saisons, par de très vives douleurs apparaissant tantôt aux articulations du pied, tantôt à celles du poignet, de l'épaule ou ailleurs ; d'une acuité vraiment exceptionnelle, *elles ne durent que quelques secondes*, et bien rarement elles se prolongent au delà *d'une ou deux minutes au maximum.*

Mais à l'entrée de l'hiver, dès l'apparition des premiers froids, un fort coryza se déclare et une supersécrétion de la muqueuse nasale persiste plus ou moins, en moyenne pendant deux mois.

Des deux maux étant toujours prudent de s'en tenir au plus supportable, on s'est rigoureusement abstenu de chasser de la membrane de Schneider ce petit catarrhe annuel, arrivant périodiquement et à à son heure ; et on doit assurément à cette légère contribution morbide d'avoir évité de nouvelles et sérieuses attaques de rhumatisme.

VI.

Sueurs habituelles régionales.

La question est plus importante que ne le fait prévoir son titre. Et c'est, du reste, par elle que débute l'œuvre de Raymond.

De longues pages sont consacrées à l'examen des *incommodités* inhérentes au fonctionnement de l'enveloppe cutanée et aux *maladies*, proprement dites, de la peau. Depuis le commencement de notre siècle, l'étude et la thérapeutique de ces maladies ont fait de si grands et de si utiles progrès, qu'il serait injuste de prétendre trouver chez Raymond des notions complètement ignorées de son temps.

Mais il n'en est plus de même quand il parle des sueurs et des fâcheuses conséquences qui suivent parfois leur suppression. Alors comme aujourd'hui il ne pouvait s'agir des sueurs critiques ou fébriles (¹) ni des sueurs symptomatiques, provoquées ou accidentelles : question si admirablement rajeunie aujourd'hui par les travaux du professeur Bouchard, et plus particulièrement par ses belles leçons sur les auto-intoxications dans les maladies aiguës.

Nous n'entendons parler ici que des sueurs habituelles, presque continues, *cantonnées* pour ainsi dire sur une partie du corps, et que l'on peut par

---

(1) Voy. Thèse d'agrégation de M. Chauffart, sur *Les crises dans les maladies.* Travail remarquable.

cela même désigner par la qualification de *sueurs régionales.*

Je doute qu'il y ait un praticien qui, dans sa carrière, n'ait été consulté par des personnes *voulant absolument* se débarrasser de sueurs habituelles, abondantes, presque incessantes, par conséquent fort incommodes, atteignant le front ou la tête, les aisselles, les mains et surtout les pieds.

J'ai constaté, il n'y a pas bien longtemps, une sueur incessante et surabondante au bras droit d'un individu qui était *gaucher* ; et autour du cou — plus particulièrement derrière les oreilles — d'une femme allant habituellement tête nue et sans la moindre enveloppe autour de la région cervico-claviculaire.

Personne n'ignore assurément que l'abondance de ces transpirations est telle parfois, que sur les parties forcément couvertes, un perpétuel changement de linge est de rigueur. Malheureusement toutes les positions ne s'y prêtent pas avec la même facilité, et les plus vives instances sont souvent formulées pour parer à ce qui constitue, en définitive, une véritable infirmité.

Parmi ces transpirations régionales, habituelles et incessantes, la plus *importune* de toutes est incontestablement celle des pieds, car l'incommodité qu'elle procure ne borne pas son action sur la personne qui en est affectée, elle s'irradie parfois à une distance notable, devient insupportable pour soi-même et pour les autres, et l'on comprend qu'à tout prix on veuille en être délivré.

La brusque suppression de cette sueur a été accusée de nombreux méfaits — un vieux proverbe dit qu'on prête aux riches — et quelques auteurs lui ont même reproché de faciliter les attaques d'épilepsie si elle ne les produit pas de toute pièce.

L'exagération ne saurait cependant annuler la valeur de faits bien constatés. Et sans rappeler avec Raymond les anciennes observations de Zacutus Lusitanus et de Nicolas Pechelieu, sans mentionner celles recueillies par Raymond lui-même et qui me paraissent très probantes, je relaterai ce que j'ai vu et noté à ce sujet.

Obs. XII. — Une jeune fille de 18 ans, sujette pendant l'hiver à des bronchites fatigantes et ayant des antécédents héréditaires fâcheux, devait se marier, et les parents me consultèrent pour une infirmité — ce fut l'expression dont ils se servirent — qu'il était indispensable de faire disparaître *avant* le mariage, car elle était par trop *importune*, malgré les plus minutieux soins de propreté.

Cela se passait en 1841. Je donnais quelques conseils qui eurent pour résultat de diminuer notablement l'infirmité en question. Mais le mariage dût être retardé par suite d'une bronchite *compliquée*, beaucoup plus grave que d'habitude, qui exigea des soins sérieux et une saison aux Eaux bonnes.

A la suite de cette cure thermale, dirigée par le regretté Dr Darralde, les symptômes locaux, assez inquiétants, s'amandèrent en même temps que reparut la sueur aux pieds avec abondance mais moins odorante que par le passé.

Deux nouvelles saisons aux Pyrénées rétablirent

complètement la santé de la jeune fille qui, mariée à
l'âge de 21 ans, est devenue mère et grand'mère
d'une nombreuse famille ; mais quoique parvenue à un
âge avancé, elle a conservé longtemps encore des
traces fréquentes de son ancienne incommodité.

Obs. XIII. Il y a eu moins de chances pour un jeune
homme d'une constitution lymphatique prononcée et
qui attendit d'être réformé pour se débarrasser d'une
sueur abondante des pieds et des jambes. Dès la
suppression à peu près totale des sueurs, quelques
manifestations scrofuleuses apparurent aux lèvres,
au nez et surtout aux yeux, qui cependant n'avaient
jamais été atteints d'ophtholmanie à répétition pendant le premier âge.

Au bout d'un an et après un exercice forcé durant
plusieurs jours à la chasse, les sueurs aux pieds
reparurent et il y eut amélioration notable de tous les
symptômes précités. La santé générale de ce garçon
s'affermissait de jour en jour et tout promettait une
transformation favorable de son tempérament ;
mais des bains de mer trop souvent répétés et
surtout trop prolongés, supprimèrent de nouveau la
transpiration régionale que rien ne put ramener, et
une entérite chronique, probablement tuberculeuse,
l'a emporté à l'âge de 27 ans.

Je citerai un troisième fait de date plus récente, et
très curieux à mon avis.

Obs. XIV. — Une jeune fille de 17 ans, bien réglée
depuis sa 12ᵐᵉ année et ayant toutes les apparences

d'une robuste constitution, est depuis plusieurs années tourmentée — et ses parents surtout — par d'abondantes sueurs aux pieds, persistantes en toutes saisons.

Chaque fois qu'on cherche de diminuer, si ce n'est de supprimer ces sueurs, la jeune fille est prise de *mouvements convulsifs choréïques des plus violents.*

Trois fois l'essai a été renouvelé, trois fois les mêmes accidents en ont été le résultat immédiat, et on a été d'autant moins tenté de recommencer que chaque fois on a eu plus de difficultés à obtenir le retour des sueurs. Ajoutons que les époques mensuelles n'ont jamais éprouvé le moindre trouble, et la santé de cette jeune personne est parfaite depuis trois ans, date du dernier essai de suppression.

Sans multiplier les faits de ce genre, ceux qui précèdent nous paraissent s'opposer à la suppression des sueurs régionales habituelles, quelqu'importunes qu'elles puissent-être.

Mais est-il au moins permis de les amender dans ce qu'elles ont de plus désagréable ?

De prime-abord une réponse affirmative pourrait s'imposer ; malheureusement il est difficile de calculer la limite d'action des moyens aux quels on a recours en pareils cas, et la médication peut aller tout droit à la suppression complète sans s'arrêter à l'amélioration.

En pareil cas on a eu parfois recours aux exutoires pour obtenir, en quelque sorte, une compensation à l'arrêt de l'écoulement sudoral. Mais je n'ai jamais constaté une efficacité notable dans l'emploi de ces révulsifs, quelque partisan que j'en sois dans d'autres circonstances.

Je me souviens à ce sujet, d'un brave homme âgé de 35 à 40 ans, qui avait la passion de la pêche à la ligne et qui était atteint de douleurs rhumatismales erratiques chaque fois que, demeurant les pieds dans l'eau, il provoquait l'arrêt d'une sueur abondante des pieds, habituelle chez lui et presque continue. Il se soumit à mettre nn cautère au bras ; mais cela n'empêcha pas le retour des douleurs après demeure des pieds dans l'eau, et il a dû finalement renoncer à sa modeste passion.

VI.

Conclusion.

En bien fouillant dans mes souvenirs, je trouverais probablement que les sueurs régionales, les coryzas à répétition, la migraine, les hémorroïdes et la goutte, ne sont pas les seuls ennemis de notre repos avec lesquels il est utile parfois de vivre en paix, en se permettant quelques précautions pour diminuer l'ennui de leur présence ; mais je ne veux pas qu'on m'accuse de trop de tendance à une médecine purement contemplative, et je n'ajouterai que deux mots aux pages précédentes.

Si les faits que je viens de relater n'apprennent rien de nouveau aux *anciens*, les *jeunes* pourront y trouver quelques conseils qu'on aurait peut-être tort de négliger.

Est-ce à dire qu'en présence de ceux qui souffrent habituellement des indispositions que nous venons de signaler plus particulièrement, on devra se croiser les bras et exorter le patient à une philosophique résignation ?

Celui qui souffre et sollicite un secours médical a droit à un soulagement si l'on ne peut lui faire espérer la guérison ; et les moyens d'alléger la douleur sont assez nombreux pour permettre d'atteindre ce but sans trop de difficulté, du moins dans nombre de cas.

Toutefois les exemples qui précèdent autorisent à conclure, ce nous semble, que dans quelques circonstances — exceptionnelles si l'on veut — il faut s'en tenir à un traitement palliatif, attendu que l'application peu prudente de certaines médications dites héroïques, peuvent enlever la maladie..... mais sans épargner le malade.

La temporisation a fourni, dit-on, de fréquents succès à la politique.

Je décline toute compétence en pareille matière ; mais je me permets d'affirmer que la temporisation n'est pas inutile à la médecine.

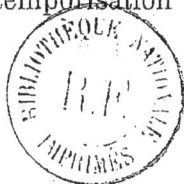

189

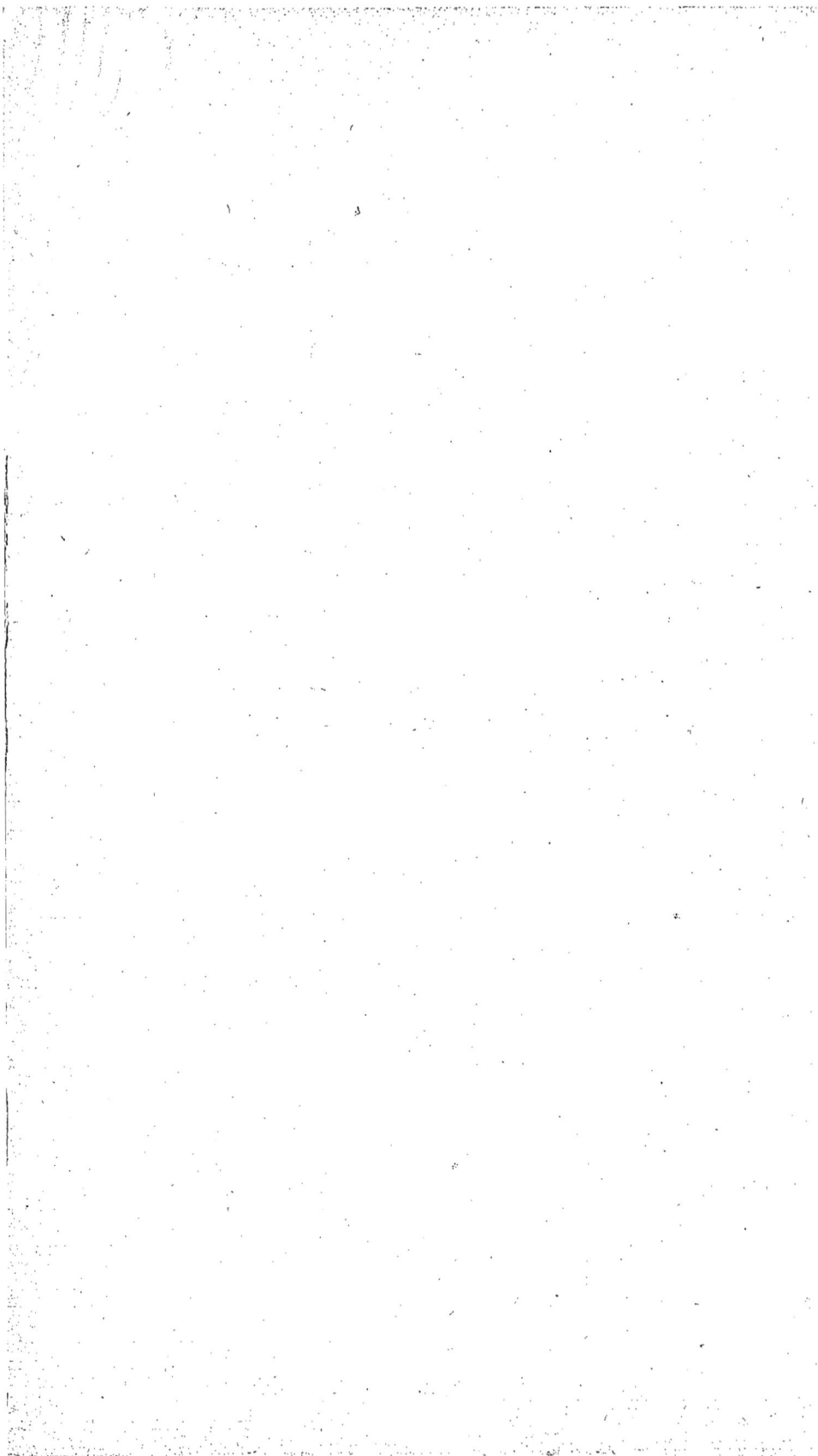

www.ingramcontent.com/pod-product-compliance
Lightning Source LLC
Chambersburg PA
CBHW060446210326
41520CB00015B/3861